Docteur Louis BORIANNE

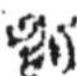

CONSIDÉRATIONS

sur

Les Troubles Mentaux

dans la

Maladie de Basedow

TOULOUSE
GIMET-PISSEAU, Éditeur
66 — Rue Gaylhelta — 66

1908

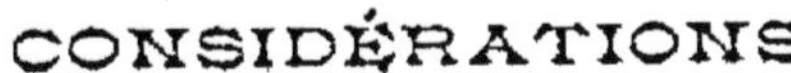

sur

Les Troubles Mentaux

dans la

Maladie de Basedow

Docteur Louis BORIANNE

CONSIDÉRATIONS

sur

Les Troubles Mentaux

dans la

Maladie de Basedow

TOULOUSE
GIMET-PISSEAU, Éditeur
66 — Rue Gambetta — 66
—
1908

A LA MÉMOIRE DE MA GRAND'MÈRE

A MA MÈRE, A MON PÈRE, A MON FRÈRE

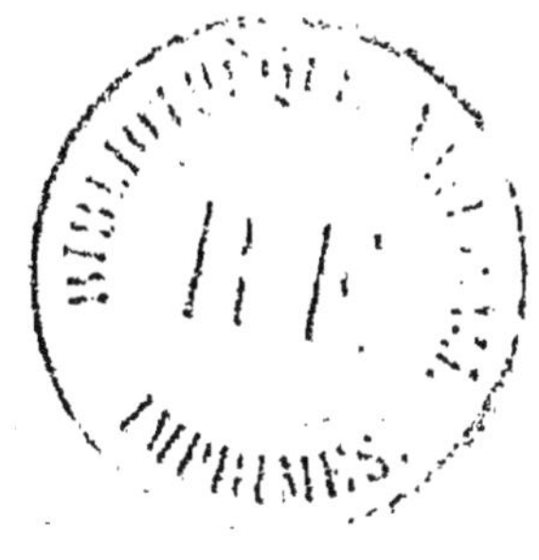

A MA FIANCÉE

A mon Maître,
Monsieur le Docteur Th. RAYMOND,
Sénateur de la Haute-Vienne.

A mes meilleurs amis,
Monsieur le Docteur Charles GOUDARD,
Monsieur Clément ROUGERIE-DUSSOUBS

MEIS ET AMICIS

A mon Président de Thèse

MONSIEUR LE PROFESSEUR RÉMOND

Professeur de Clinique des Maladies Mentales

Chevalier de la Légion d'honneur

Sur le point de terminer nos études médicales, il est pour nous un devoir bien doux, de remercier les excellents Maîtres qui n'ont cessé durant nos années d'études de nous prodiguer leur bienveillante attention.

Nos premiers pas dans la carrière médicale ont été guidés par MM. les Professeurs de l'Ecole de médecine de Limoges.

Nos deux premières années, nous les avons passées dans le service de M. le Professeur Raymond. Comment pourrions-nous lui exprimer toute notre gratitude et lui dire l'immortel souvenir que nous emportons de lui? Ceux qui sont restés ses élèves et qui ont suivi chaque jour son brillant enseignement savent avec quelle douceur et quelle bienveillance il aide le malheureux débutant à s'intéresser aux premières notions de la médecine pourtant si abstraites au début. Ils savent combien, en sa compagnie, on peut acquérir certaines qualités indispensables au praticien ; à savoir : la douceur et le respect pour le malade. Les soins méticuleux qu'il ne cesse de prodiguer chaque jour à tous ses opérés, sont profitables à un tel point pour le débutant, que celui-ci ne tarde pas à en apprécier toute l'importance et à comprendre leur utilité dans la pratique médicale. Nous avons aussi suivi durant deux années son cours de médecine opératoire qui lui attire toujours un si grand nombre d'auditeurs. Comment lui exprimer nos remerciements? Nous emportons, cher Maître, un souvenir ineffaçable de tous les bienfaits dont vous n'avez cessé de nous combler.

M. le professeur Justin Lemaistre nous a enseigné l'anatomie humaine. Nous n'oublierons pas son brillant enseignement. Qu'il reçoive ici l'expression de nos remerciements les plus sincères.

M. le professeur Vouzelle a été pour nous un Maître et un ami. Nous le remercions, tout particulièrement, des conseils si précieux qu'il nous a donnés.

Tous nos remerciements à MM. les Professeurs Descazals, pour son bon enseignement de la Physiologie humaine, Donnet, pour ses Cliniques gynécologiques, et Biais, pour ses bonnes leçons de Physique.

Nos études se sont continuées dans cette belle Faculté de Toulouse. — Ici, aussi, nous avons su apprécier les éminentes qualités de nos Professeurs.

Nous emportons un très bon souvenir de MM. les

Professeurs Bézy, Mossé, Frenkel, Audry, Audebert.

Tous nos remerciements à M. le Professeur Tapie qui durant deux années, nous a enseigné, avec le talent que tous les étudiants connaissent, l'anatomie pathologique.

MM. les Professeurs Rispal, Baylac, Cestan, nous ont fait profiter de leurs hautes connaissances. De tous, nous garderons le meilleur souvenir.

Enfin, à nos amis, à ceux qui ont été les témoins de nos bonnes comme de nos mauvaises heures, qu'il leur soit dit le souvenir ineffaçable que nous gardons de leur profonde et sincère amitié.

CONSIDÉRATIONS GÉNÉRALES

La maladie de Basedow, considérée par les uns comme une névrose (Charcot, Rendu), par les autres, soit comme une maladie bulbaire (Filehne, Durdufi), soit comme une maladie causée par des lésions du grand sympathique (Benedickt, Rosenthal, Friedreich), soit encore comme une maladie où le plus grand rôle est joué par l'intoxication thyroïdienne (Gauthier, Renaut, Müller, Joffroy, Boinet), présente des troubles psychiques constants.

Le goitre exophtalmique peut, en effet, créer ou favoriser des troubles mentaux, soit par les lésions nerveuses qu'il développe, soit par les troubles qu'il apporte au chimisme de l'organisme.

On a constaté, en effet, comme altérations nerveuses, d'abord des lésions du grand sympathique (Recklinghausen, Biermer, Lancereaux) caractérisées par de l'hypertrophie du tissu conjonctif, de la pigmentation et de l'atrophie des cellules ganglionnaires, un développement exagéré des vaisseaux, et siégeant sur un ou plusieurs ganglions. Les lésions médullaires observées ont été un développement exagéré du tissu névroglique, une sclérose de la moelle cervicale et des dégénérescences vasculaires.

Dans un cas de Cheadle, il existait une dilatation considérable des vaisseaux du bulbe. Mendel a publié une observation où « les deux faisceaux solitaires étaient inégalement développés et où le corps restiforme, d'un seul côté, était atrophié. » Des lésions du corps restiforme ont été de nouveau trouvées par Kedzior et Zanietowski, par Oppenheim.

On a signalé de la dégérescence du cordon de Gall (Müller), des dilatations vasculaires et des hémorragies au niveau du bulbe et de la moelle, de l'atrophie de la racine ascendante du trijumeau (Marie et Marinesco).

Au niveau des centres supérieurs, on a vu des hémorragies. Mattiesen a observé, chez un de ses malades, une hypertrophie de la glande pituitaire.

Le goître exophtalmique apporte aussi des modifications au chimisme de l'organisme et ces modifications peuvent créer des troubles mentaux, puisqu'il est démontré que l'absorption trop forte de suc thyroïdien peut donner, en même temps que les symptômes de la maladie de Basedow, du délire et des psychoses. Ferrarini (1) publia, en effet, en 1900, l'observation d'une psychose toxique résultant d'un traitement trop intensif à la thyroïdine, dans un cas d'obésité. « La forme en fut en tous points une confusion mentale hallucinatoire. Le pouls était fréquent, la température resta normale. Il y eut des alternatives de diarrhée et de constipation. Aucune modification du corps thyroïde ni des yeux ne se produisit. La guérison survint quelque temps après la suppression du médicament » (Régis). L'intoxication thyroïdienne médicamenteuse peut donc donner naissance à de véritables psychoses d'intoxication que Régis appelle des psychoses toxi-thyroïdiennes.

Ce qui porte à croire que la plupart des troubles psychiques dans la maladie de Basedow sont dus à un trouble du chimisme de l'organisme, c'est que la théorie généralement admise aujourd'hui est celle qui considère le goître exophtalmique comme dû à un trouble de la fonction thyroïdienne.

Certains, comme Gauthier (de Charolles), admettent une perversion de la sécrétion thyroïdienne, une sorte de *dysthyroïdation* (Renaut,

---

(1) Régis : Précis de psychiatrie.

Joffroy), d'autres, avec Mœbius, croyant à une *exagération* de la sécrétion glandulaire.

La théorie de la *dysthyroïdation* a été rénovée par Renaut, pour qui le corps thyroïde sécrèterait, dans le goître exophtalmique, une substance colloïde embryonnaire, la thyromucine. Pour Gauthier, « la glande lésée sécrète une iodothyrine anormale qui localise ses effets, d'abord, sur la région bulbo-protubérantielle, mais qui modifie aussi profondément le mouvement des échanges intra-organiques. »

La théorie de *l'hyperthyroïdation*, basée d'abord sur l'opposition frappante qui existe entre les divers symptômes du myxœdème et ceux de la maladie de Basedow, est considérablement renforcée par les expériences de Ballet et Enriquez qui ont pu produire l'hyperthyroïdation chez des animaux par l'injection sous-cutanée d'extrait thyroïdien : « Les phénomènes d'intoxication se produisent d'autant plus facilement que les animaux sont plus jeunes (fièvre, tachycardie, crises de tremblement, amaigrissement, puis torpeur et mort dans le collapsus) ; les symptômes observés chez les animaux en expérience, sans leur être identiques, sont cependant assez comparables aux symptômes de la maladie de Basedow. »

Le principe toxique serait, d'après Notkine, la thyroprotéide et, pour Baumann, l'iodothyrine, qui est une combinaison iodée.

On a donné, comme objection à la théorie de l'hyperthyroïdation, ce fait qu'on a vu coïncider le goître exophtalmique et le myxœdème, mais Hallion (1) trouve que cette coïncidence peut s'expliquer, si l'on admet que « le corps thyroïde sécrète, comme le foie, par exemple, et comme bien d'autres glandes, des substances diverses : l'une de ces substances sera celle dont le défaut détermine le myxœdème, l'autre sera celle dont l'excès provoque le syndrome basedowien. Cette hypothèse ferait concevoir la possibilité d'une *hypothyroïdation myxogène* associée à une hyperthyroïdation basedogène ».

P. Marie et Brissaud ont essayé de concilier les deux théories nerveuse et thyroïdienne en soutenant que le trouble de la sécrétion du corps thyroïde était causé par des troubles nerveux primitifs.

La découverte des parathyroïdes par Sanstrom, l'étude de leur action par Gley, en 1892, et la démonstration de leur fonction vicariante vis-à-vis de la glande thyroïde ont admis certains auteurs à admettre que le goître exophtalmique est dû à une lésion de tout le système thyroïdien, lésion atteignant d'abord les parathyroïdes et,

---

(1) Hallion : Arch. génér. de Médecine, nov. 1908.

secondairement, la thyroïde elle-même ; par suite, l'appareil thyroïdien est incapable de neutraliser certaines toxines qui vont exercer une action élective sur les centres nerveux sympathiques ou médullaires ».

D'après Gley, l'iodothyrine existe dans les parathyroïdes autant que dans la thyroïde, et on obtient les mêmes résultats par l'opothérapie parathyroïdienne que par l'opothérapie thyroïdienne.

En tout cas, la lésion du corps thyroïde n'empêche pas d'admettre une susceptibilité particulière du système nerveux puisqu'on a vu des goitres exophtalmiques apparaître à la suite d'une émotion.

Emile Boix (1), résumant les diverses théories émises sur la maladie de Basedow, ajoute : « Faut-il, d'autre part, admettre cette distinction que l'on a voulu établir entre la véritable maladie de Basedow (due à une lésion centrale, sympathique ou glandulaire) et le syndrome basedowien qui apparaît dans certaines conditions particulières (hystérie, troubles menstruels, etc.)? Une telle distinction ne pourrait reposer que sur la connaissance exacte de la nature et de la pathogénie du

---

(1) Emile Boix : *In* Traité pathol. interne, Bouchard, t. X.

goître exophtalmique; or, c'est là ce que nous ignorons le plus. Actuellement, il est prudent d'admettre que les symptômes de la maladie de Basedow peuvent dépendre, soit d'une lésion glandulaire, soit d'une névrose centrale ou sympathique (sans lésions ou dont les lésions nous échappent), soit de lésions périphériques agissant par voie réflexe sur les centres bulbaires (goîtres exophtalmiques réflexes, consécutifs à des lésions nasales, abdominales, génitales, etc.). C'est une opinion analogue que soutenait récemment Littmann (1) pour qui la maladie de Basedow relève de lésions portant, soit sur les centres nerveux, soit sur les voies de conduction (sympathique et pneumogastrique), soit sur les organes périphériques (corps thyroïde).

Il est très vraisemblable qu'un bon nombre de cas de la maladie de Basedow reconnaissent pour origine un trouble fonctionnel primordial des glandes thyroïde ou parathyroïde; il est même vraisemblable que ce trouble ne survient pas sans une cause matérielle, en vertu de la « spontanéité » telle que l'entendaient encore les auteurs du commencement de ce siècle; mais il n'est pas pour cela invraisemblable qu'un certain nombre d'autres cas relèvent d'une perturbation primitive-

(1) Littmann : *Deutch. med. Woch.*, 2 novembre 1894.

ment bulbaire. Il y a plus qu'une coïncidence fortuite dans la coexistence de la maladie de Basedow avec les tabes. Celui-ci a engendré celle-là. Peu importe la date, peu importe même la préexistence de la maladie de Basedow : l'effet peut se manifester bien avant que la cause se révèle. Nous laissons le champ libre à toutes les théories. La question sera-t-elle jamais tranchée? Quoi que l'avenir décide, l'exclusivisme dans l'état actuel de la science nous paraît avoir tort en principe, car il est prématuré. »

Les travaux les plus récents semblent cependant donner une nouvelle force à la théorie de l'hyperthyroïdie. Léopold Lévy et Henri de Rothschild (1) dans une communication faite à la Société de Biologie, en mars 1907, donnent plusieurs observations de malades, chez qui le traitement opothérapique exagéré développe une surexcitation cérébrale désagréable, des colères, des crises de larmes, des points douloureux.

Ce qui tend à prouver que l'hyperthyroïdie existe comme existe l'hypothyroïdie, que la maladie de Basedow comme le myxœdème est d'origine glandulaire, c'est une sorte d'instabilité thyroïdienne fréquente chez les neuro-arthritiques (L. Lévy et

---

(1) L. Lévy et H. de Rothschild. — Corps thyroïde et neuro-arthritisme. Soc. de Biol., mars 1907.

H. de Rothschild), qui permet à certains sujets de passer de l'hypothyroïdie à l'hyperthyroïdie : « L'équilibre thyroïdien, l'orthothyroïdie représente, si l'on veut, une corde raide. L'équilibriste, qui n'est autre que le fonctionnement thyroïdien a une tendance à pencher d'un côté (hypothyroïdie). Dans les efforts qu'il fait pour se redresser, il incline du côté opposé. Il effectue, somme toute, de part et d'autre de l'orthothyroïdie, des oscillations, et la déviation dans le second sens est plus ou moins liée aux oscillations dans le premier. »

Pour justifier cette comparaison, il faut montrer tout d'abord que les oscillations dans le fonctionnement thyroïdien existent. Déjà, dans diverses notes, nous les avons évidemment enregistrées. C'est une femme hypothyroïdienne qui devient basedowienne fruste à propos d'une grossesse. C'est une malade hypothyroïdienne qui fait une poussée de Basedow fruste à propos d'une cure thermale.

L'emploi thérapeutique du corps thyroïde provoque encore ces variations. Et il ne s'agit pas seulement de cas, comme celui présenté ici-même, dans lequel une hypothyroïdie a été transformée momentanément en hyperthyroïdie par l'ingestion de 175 cachets de corps thyroïde. D'autres sont plus suggestifs.

Un enfant de cinq ans retardé, présentant l'intelligence d'un bébé indifférent à tout, s'est éveillé sous l'influence de 14 cachets, mais il se bat sans cesse avec ses camarades. Une institutrice de quarante-trois ans, présentant de la canitie précoce, migraineuse, très frileuse des extrémités, atteinte d'entérite muco-membraneuse, de dysménorrhée, souffrant de phlébalgie, a ressenti, pour avoir pris 5 cachets de 0 gr. 10 de corps thyroïde, une surexcitation cérébrale désagréable, des colères, des crises de larmes, des points douloureux. Ultérieurement un seul cachet de 0 gr. 06 a provoqué de l'insomnie, des crises de larmes, de l'hyperesthésie cérébrale. » (L. Lévy et H. de Rothschild.)

CHAPITRE PREMIER

Historique

Les travaux relatifs aux troubles mentaux, dans la maladie de Basedow, sont relativement récents. Les premiers auteurs n'avaient fait que les signaler sans y insister.

Basedow avait noté simplement l'apathie des malades et le décousu de leurs idées. Il donna l'observation d'un malade qui devint mélancolique et perdit le sentiment de la pudeur.

Bruck, déjà avant Charcot et Debove, avait noté les rapports du goître exophtalmique et de l'hystérie.

En 1855, Charcot, constatant l'existence normale de troubles du caractère chez les basedowiens, décrit leur irritabilité et considère le goître exophtalmique comme une névrose. Rendu soutient la même théorie que Charcot, et nous sommes ainsi loin de la théorie de Stockes et de Graves qui en faisaient une maladie de cœur, ainsi que de l'opinion de Marshall, de Taylor et de Piorry qui attribuaient les divers signes observés dans la maladie de Basedow, à la compression des vaisseaux et des nerfs du cou.

Charcot et Rendu invoquent « le rôle indiscutable de l'hérédité, le caractère si nettement névropathique de tous les symptômes, le silence de l'anatomie pathologique ».

Trousseau, un des premiers, accorde aux troubles psychiques dans la maladie de Basedow la place qui leur convient. Il trace un tableau de la versatilité, de l'irritabilité, de l'ingratitude et des exigences excessives des malades et il présente même l'observation d'un délire apparu au cours d'un goître exophtalmique.

Avant 1865, la seule observation de folie caractérisée due à la maladie de Basedow est celle de Macdonnell qui publie un cas de manie.

Geigell en 1866, Morell Mackensie en 1868, Meynert en 1871, Rendu en 1870, Sollbrigen en 1871, Boettger en 1877, donnent divers cas d'aliénation mentale coïncidant avec la maladie de Basedow.

L'examen précis des antécédents héréditaires, les nouvelles observations de Savage, de Johnstone, de Ballet, de Joffroy, l'étude de la marche parallèle des signes somatiques et des signes psychiques permettent d'admettre désormais sans discussion que le goître exophtalmique peut créer de toutes pièces des psychoses.

Dès 1890, il est admis que la maladie de Basedow peut apparaître brusquement à la suite d'une émotion, et Peter soutient, dans une de ses leçons, à l'hôpital Necker (1), que le goître exophtalmique « est une névrose cérébro-bulbaire où *l'émotivité* (phénomène psychique) joue le rôle primordial et prépondérant... « L'émotion, dit-il, est un phénomène évidemment et exclusivement cérébral, et les manifestations physico-dynamiques qui la révèlent en la transformant sont bulbo-médullaires. De sorte que l'émotion se propage par voie de continuité des cellules sensitivo-intellectuelles du cerveau aux cellules motrices du bulbe et de la moelle; et l'agent instrumental de la transmission périphérique est le nerf grand sympathique (celui qui « fait souffrir » avec celui qui fait « sympathiser » tout l'être avec ses cellules cérébrales émues). Or, nous verrons bientôt que tous les phénomènes subjectifs et tous les troubles fonctionnels, suivis ou non de lésions anatomiques, qu'engendre l'émotion, sont observés dans le goître exophtalmique. L'émotion agit sur le plexus cardiaque en y faisant prédominer le grand

(1) Peter. *Bulletin médical* 1890, p. 373.

sympathique sur le pneumogastrique : le cœur est alors déchaîné, d'où les palpitations et la tachycardie, soit fugitives, soit persistantes; sur le plexus pulmonaire, l'émotion retentit en produisant l'oppression, les soupirs et l'angoisse; sur le plexus solaire, elle entraîne les vomissements, la polycholie (larmoiement du foie) et la diarrhée (larmoiement de l'intestin); sur le plexus rénal, polyurie et pollakiurie, polyurie insipide ou sucrée, fugitive ou persistante — et, dans ce cas, diabète; sur le plexus utérin, perturbations menstruelles. D'autre part, l'émotion agissant sur le grand sympathique vaso-moteur produit la dilatation ou la contracture des petits vaisseaux, avec rougeur ou pâleur, hyperthermie ou hypothermie périphérique, avec sueurs ou sécheresse de la peau; puis, dans le cas, bien plus fréquent, de dilatation vasculaire persistante, perte du ressort vasculaire, débandade de la circulation périphérique, nécessitant un surcroît d'action impulsive de la part du cœur, nouvelle cause d'hypertrophie par hyper-fonctionnement. Or, ces phénomènes qu'engendre chez tous l'émotion sont fugitifs chez la plupart d'entre nous, tandis qu'ils sont permanents chez les goitreux exophtalmiques, parce que ce sont des ultra-émotifs. »

A la séance du 28 février 1890, Gilbert Ballet fait à la Société médicale des hôpitaux une communication sur les idées de persécution dans le goître exophtalmique. Il présente un malade chez qui « les hallucinations ont joué le rôle capital dans la genèse des idées morbides. Mais, ajoute-t-il, l'hallucination a eu besoin des secours d'un élément secondaire pour aboutir à l'idée de persécution, et cet élément nous croyons le trouver dans l'état d'esprit qui est celui de tous les exophtalmiques. L'observation a démontré que ces malades sont susceptibles, fantasques, difficiles à vivre, que les impressions du dehors provoquent chez eux des réactions plus vives que chez les individus normaux; il n'y a donc rien de surprenant à ce qu'une impression fausse agisse comme une impression vraie, à ce que les hallucinations pénibles, longtemps et souvent répétées, finissent par déterminer, avec une facilité relative, les mêmes sentiments de méfiance et de haine, qu'une hostilité réelle et vraie. »

Dans cette communication, G. Ballet n'admet pas de relations de cause à effet entre le goître exophtalmique et l'affection mentale. Il considère l'hystérie comme une cause de délire de persécution et croit que les basedowiens qui font du délire de persécution sont en puissance d'hystérie. Mais à la même Société, à la séance du 28 mars 1890, le professeur Renaut (de Lyon) présente une observation dans laquelle, dit-il, « aucun doute ne peut subsister, ni sur la maladie de Basedow qui est type, ni sur le délire de persécution qui a mené la malade à une tentative de suicide, ni enfin sur l'absence de tous phénomènes nerveux d'ordre hystérique chez cette patiente que je n'ai pas perdue de vue depuis dix longues années. »

Toujours à la Société médicale des Hôpitaux, séance du 11 avril 1890, Joffroy donne l'observation d'une hystérique sujette à des hallucinations effrayantes survenant pendant le sommeil et qui présenta plus tard des hallucinations à l'état de veille en même temps que se développait chez elle un goître exophtalmique.

A propos de ce cas, il rappelle ses conclusions d'une communication faite à la Société médico-psychologique sur « les rapports de la folie et du goître exophtalmique. » Ces conclusions résumant l'état de la question à cette époque, nous croyons devoir les donner :

« 1° Les modifications du caractère et de l'intelligence, si fréquentes dans la maladie de Basedow, peuvent prendre dans certains cas une intensité telle qu'elles créent une véritable folie, se présentant le plus généralement soit sous la forme de mélancolie, soit sous celle de manie, la mélancolie ou la manie étant, dans ces cas, symptomatiques de la maladie de Basedow.

2° D'autre part, la maladie de Basedow peut se développer chez des malades atteints antérieurement d'aliénation mentale et provoquer l'exacerbation ou la réapparition des troubles psychiques. Dans ce cas, la folie ne peut pas être considérée comme symptomatique de la maladie de Basedow, mais constitue une seconde affection surajoutée à la première.

3° Chez des prédisposés et en particulier chez les hystériques avec idées de tristesse, de frayeur ou d'hypocondrie, la maladie de Basedow se complique facilement de troubles mentaux appartenant à la fois à deux états morbides, à l'hystérie et au goître exophtalmique, comme dans le cas de G. Ballet, sans qu'on puisse rattacher la folie uniquement ou à l'hystérie ou à la maladie de Basedow. »

En 1891, Jacquin (1) consacre sa thèse inaugurale à « l'Etude critique des rapports du goître exophtalmique et de l'aliénation mentale ». Il conclut que le goitre exophtalmique donne toujours à la folie concomitante une physionomie particulière qui dépend des symptômes développés par le goître et aggrave son pronostic.

En 1892, Boéteau (1) rapporte dans sa thèse

(1) Jacquin : Thèse de Montpellier, 1891.
(1) Boéteau : Thèse Paris, 1892.

inaugurale des faits d'obsessions, impulsions et phobies (arithmomanie, coprolalie).

La même année, dans la *Revue de médecine*, Raymond et Sérieux publient un travail sur « la dégénérescence mentale et le goître exophtalmique. »

En 1893, paraît la thèse de Mme E. Pilet-Fouet (1) sur « les perturbations mentales dans le cours du goître exophtalmique. »

Puis Hirschl réunit (2) quarante-trois cas de psychoses diverses survenues au cours de la maladie de Basedow.

En 1897, signalons la thèse d'Austin (3), qui fait remarquer, dans le goître exophtalmique, la fréquence des hallucinations génitales qu'on devrait, d'après lui, rattacher aux troubles menstruels (aménorrhée, dysménorrhée), qu'on trouve souvent dans cette affection.

Devay (4), la même année, publie un cas « où l'on voit les palpitations angoissantes, paroxystiques et l'insomnie susciter des préoccupations obsédantes de nature hypocondriaque et qui en

---

(1) Mme Pilet-Fouet : Thèse Paris, 1893.
(2) Hirschl : Jahrbuscher f. Psych. Vienne, 1893.
(3) Austin. Thèse Lyon, 1897.
(4) Devay : Lyon médical, 1897.

s'accentuant finirent par aboutir à un état lypémaniaque avec hallucinations. »

En 1899, Boinet, dans la *Revue neurologique*, donne l'observation d'un étudiant « qui présenta de l'agitation maniaque, puis des idées de persécution, enfin des phénomènes atténués de goitre exophtalmique après avoir absorbé du corps thyroïde de mouton à dose excessive. »

En 1900, Ferrarini publie un cas de confusion mentale hallucinatoire survenu après un traitement intensif à la thyroïdine.

En 1905, R.-H. Steen (1) rapporte l'observation de quatre malades chez lesquels il y avait association du goitre exophtalmique et de la folie; à propos de ces malades il fait les réflexions suivantes : « 1° dans la folie avec goître exophtalmique, les symptômes sont, dans l'ensemble, ceux de la mélancolie avec agitation; 2° les hallucinations existent et sont souvent intenses ; 3° le début des symptômes mentaux bien prononcés est souvent soudain ; 4° la guérisson de la maladie mentale survient même dans les cas qui paraissent désespérés ; mais il ne faut pas perdre de vue la possibilité d'une syncope dans la période aiguë ; 5° une augmentation de poids très accentuée accompagne

---

(1) R.-H. Steen : The journal of mental Science, janvier 1905.

l'amélioration de l'état mental ; 6° l'extrait de capsules surrénales donne des résultats avantageux.

Au Congrès de Genève, en août 1907, Léopold Lévy et H. de Rothschild étudient les différentes formes cliniques du nervosisme thyroïdien et à propos de l'hyperthyroïdie nerveuse écrivent : « L'expérimentation animale, le thyroïdisme alimentaire chez l'homme, la clinique permettent de rattacher l'état de santé à la maladie de Basedow par toute une série d'états intermédiaires de nervosisme : hyperthyroïdie minima continue, ou paroxystique, hyperthyroïdie bénigne, chronique, disséminée ou localisée.

Enfin, le rapport du Congrès des aliénistes et neurologistes, tenu à Dijon en août 1908, fut consacré à l'étude des troubles psychiques par perturbations des glandes à sécrétion interne. Dans son volumineux rapport, Laignel-Lavastine est d'avis que « les troubles psychiques élémentaires des basedowiens sont d'origine thyroïdienne et que certaines de leurs psychoses sont toxi-thyroïdiennes ». Il lui paraît évident que tout trouble psychique consécutif à une lésion des glandes à sécrétion interne présuppose une prédisposition cérébrale, à moins d'une affinité toute spéciale de l'agent morbide pour le cortex.

Dans la discussion, Régis dit que « le rapport

de causalité est probable, mais que, à l'heure actuelle, on ne saurait être plus affirmatif et aller plus loin, et que, parmi toutes les preuves d'ordre anatomique, physiologique, pathologique, thérapeutique, qui militent en faveur de cette relation, l'une des plus importantes est la preuve clinique. » Il affirme que « le fait que les troubles psychiques, dans tous les syndromes liés à la perturbation des glandes à sécrétion interne, se présentent sous forme de confusion, de torpeur, d'hébétude, d'amnésie, d'onirisme, de délire hallucinatoire avec excitation, anxiété, indique qu'ils sont d'origine toxique, qu'ils sont dus à une intoxication ; mais il ne s'ensuit pas forcément pour cela que cette intoxication soit le résultat de la perturbation concomitante d'une glande à sécrétion interne. »

Claude émet un doute sur les conclusions permises par les travaux scientifiques actuels.

Léopold Lévy et H. de Rotchschild affirment que les troubles psycho-nerveux de la maladie de Basedow peuvent être reproduits ou exagérés par thyroïdisme alimentaire. Pour eux, l'hystérie se développe très facilement sur le terrain de l'hyperthyroïdie et se relie parfois à elle par degrés insensibles. Rappelant leurs expériences, ils concluent que le système endocritique règle le système nerveux, opinion citée par Zülger, Falta, Eppinger et Rüdinger et se demandent si l'hyperthyroïdie n'agit pas par l'intermédiaire de l'adrénalinémie (Krauss et Friedenthal).

Grasset estime « qu'à côté des troubles psychiques dans les maladies glandulaires, il y a tout un gros chapitre de troubles glandulaires dans les maladies psychiques. »

CHAPITRE II

Séméiologie des troubles mentaux dans le goître exophtalmique.

Une des premières choses qui frappe, c'est l'émotivité particulière des basedowiens.

« C'est, dit A. Dutil, cette émotivité qui constitue le fond de l'état mental habituel de cette catégorie de malades. »

Sur ce fond peuvent apparaître une série de troubles psychiques variés, Il faut donc, avant les psychoses, étudier l'état mental dans la maladie de Basedow.

Etat mental dans le goître exophtalmique

Les basedowiens « sont fantasques, d'humeur inégale et d'une irritabilité très grande; aussi sont-ils pour leur entourage d'un commerce peu agréable. Leur émotivité extrême s'exalte pour les motifs les plus futiles et se traduit par des manifestations exagérées, des cris, des pleurs, de l'agitation, ou bien, au contraire, de la maussaderie, de la morosité. Leur instabilité d'humeur les entraîne, dans l'ordre affectif, à des allures contradictoires; on les voit, en peu de temps, obéir tour à tour à des sentiments contraires; tantôt ils se livrent à des élans de bonté irraisonnée; tantôt ils lassent par leur ingratitude l'ami le plus dévoué ». (Dutil).

Mme Pilet-Fouet a observé, dans le service de Séglas, une jeune fille qui, au moindre propos, brutalisait ses sœurs « non seulement en paroles, mais encore par des voies de fait ». « Son langage était devenu extrêmement grossier, et comme elle présentait des maux de tête et de l'inaptitude au travail, les parents craignant une maladie cérébrale, la montrèrent à un médecin qui reconnut l'existence d'un goître exophtalmique au début. »

Une des caractéristiques les plus remarquables du caractère des basedowiens, c'est leur aversion subite pour telle ou telle personne, aversion que rien ne justifie et dont Kohler a publié plusieurs exemples.

Cette émotivité marquée des malades a été,

nous l'avons vu, remarquablement décrite par Peter qui va jusqu'à faire jouer à l'émotion le rôle de cause dans l'apparition du goitre exophtalmique.

Une des deux malades qui fait l'objet de sa leçon du 23 avril 1890 « présente un type complet de la maladie de Basedow. Et il y a cette particularité intéressante que, chez elle, la névrose est héréditaire. Son père en était atteint, bien que cette maladie soit beaucoup plus fréquente chez la femme que chez l'homme. Cette jeune fille a été réglée à 11 ans. A 14 ans, elle a eu des perturbations menstruelles, des « suppressions ». Actuellement elle a 18 ans et il y a 19 mois qu'elle n'a eu ses règles. En même temps que survenaient ces troubles, la malade fut prise de palpitations et son cœur devint bondissant ; puis bientôt apparurent le gonflement du cou et enfin la saillie des yeux. En quelques mois, la triade était complète. Le caractère de cette jeune fille est très irritable, elle rit et elle se fâche sans motifs apparents et pleure fréquemment. De plus, elle est très agitée, ne peut rester en place : elle dort très peu et très mal, ce qui se conçoit ».

L'état mental des basedowiens présente, en outre, certains symptômes de psychasténie : comme impossibilité de fixer l'attention, une diminution marquée de la volonté : « Le moindre effort intellectuel fatigue ces malades; ils sont incapables de poursuivre un travail quelconque, une lecture tant soit peu prolongée ; leur intelligence se fatigue vite. Il ne semble cependant pas que la mémoire subisse chez ces sujets une atteinte sérieuse ».

Psychoses dans le cours du goitre exophtalmique.

Servant de transition entre l'état mental versatile du basedowien et les psychoses proprement dites, sont les *impulsions*, les *obsessions* et les *phobies*.

« Elles diffèrent, non seulement d'un malade à un autre, mais encore elles varient chez un même individu. Elles ont peu de fixité, car un phénomène quelconque, qu'il soit d'ordre affectif ou d'ordre intellectuel, peut servir de point de départ à une obsession nouvelle. Une malade présenta successivement et dans un laps de temps relativement court, de l'arithmomanie, des impulsions à se déshabiller, à acheter, à frapper ; puis apparurent des terreurs morbides, de la claustrophobie. Chez une autre malade, ce sont les craintes obsédantes qui dominent : elle a peur des couteaux, des verres, de la mer, des montagnes, du vide, de la mort. Il suffit, en somme, qu'une idée quelconque, indifférente ou étrange, se présente à l'esprit du sujet pour qu'elle s'impose d'une façon tyrannique malgré le peu d'intérêt qu'elle provoque, en raison même de son étrangeté. » (Dutil).

Boéteau à observé des cas d'arithmomanie, de coprolalie, et Vigouroux a publié des cas d'agoraphobie.

Dans le goître exophtalmique, l'obsession présente le caractère classique de toute obsession et n'est pas modifiée par la maladie de Basedow. C'est un syndrome morbide caractérisé par l'apparition involontaire et anxieuse dans la conscience de sentiments ou de pensées parasites qui tendent à s'imposer au *moi*, évoluent à côté de lui, malgré ses efforts pour les repousser, et créent ainsi une variété de dissociation psychique dont le dernier terme est le dédoublement conscient de la personnalité. (Régis.)

Pour G. Ballet, la maladie de Basedow est rarement compliquée de psychoses et « lorsque cette complication survient, c'est sous la forme *maniaque*, les autres formes rencontrées n'étant que la conséquence de l'hystérie, de la neurasthénie et de l'alcoolisme. »

Le goître exophtalmique est, en effet, très souvent associé à l'hystérie et l'état mental des basedowiens rappelle étrangement l'état mental des hystériques; mais il est facile cependant de réunir de nombreuses observations de troubles psychiques au cours de la maladie de Basedow, sans aucune trace d'hystérie.

Des observations de Hirschl, qui en a réuni quarante-trois, il résulterait que la forme la plus fréquente de psychose au cours du goitre exophtalmique est l'*excitation maniaque.*

Cette excitation maniaque se maintient généralement au degré inférieur et est marquée simplement par une activité désordonnée de tous les processus psychiques, activité à laquelle se joint souvent un véritable délire à demi-cohérent. Cette surexcitation se traduit dans la sphère affective par un développement plus ou moins marqué des mauvais sentiments et des mauvais instincts. (Régis.)

A côté de l'excitation maniaque et succédant parfois à elle, on peut observer de la *mélancolie* et surtout de la *mélancolie anxieuse*. Dans ces manifestations mélancoliques le point de départ du délire peut être un trouble fonctionnel dû aux goitre exophtalmique.

Dans une observation de Devay (1), ce sont les palpitations et l'insomnie qui sont la cause des préoccupations obsédantes hypocondriaques qui

---

(1) Devay : Lyon médical, 1897, et Soc. des Sc. méd. de Lyon.

aboutirent à une mélancolie avec hallucinations.

Les *hallucinations* sont, en effet, extrêmement fréquentes au cours des psychoses basedowiennes et Rendu a pu citer des cas de délire purement hallucinatoire(1).

Ces hallucinations visuelles ou auditives sont terrifiantes et sont souvent le point de départ d'un délire de persécution comme dans l'observation I due à G. Ballet. Quelquefois elles sont attribuables, à la fois à un état antérieur (hystérie par exemple) et à la maladie de Basedow comme dans l'observation que donne Joffroy dans le *Bulletin de la Société médicale des Hôpitaux*, 1890, p. 289. Chez cette malade, c'est l'hystérie qui a créé un cauchemar où la malade vit un chien enragé. Ce cauchemar a laissé, malgré sa disparition pendant plusieurs années, le germe de la première hallucination survenue dans le cours de la maladie de Basedow. « Ce trouble cérébral, dit Joffroy, est donc d'origine hystérique; mais on ne peut dénier un rôle important dans son développement à la maladie de Basedow, qui reprend un accident ancien, disparu depuis longtemps, le fait renaître, l'agrandit, lui donne des proportions qu'il n'avait

(1) Rendu : Dict. de Dechambre, article : goître exophtalmique.

jamais eues et bientôt lui adjoint d'autres hallucinations. Dans ce cas, le trouble cérébral est hystérique par son origine, et par son développement appartient à la maladie de Basedow. »

En résumé, les psychoses qui apparaissent au cours de la maladie de Basedow sont très variables. Elles se présentent soit sous la forme d'excitation maniaque, soit sous la forme d'idées hypochondriaques avec ou sans idées de persécution, de grandeur, avec des hallucinations, etc.

Régis attribuant tous ces désordres psychiques à la même cause toxique, qui est l'hyperthyroïdie, soutient que « au fond, il s'agit toujours d'un accès de *confusion mentale* généralement aigu, se traduisant à la fois par de l'agitation ou par des alternatives d'agitation et de dépression et par du délire hallucinatoire à type onirique très caractérisé.

Les éléments les plus fréquents de ce délire hallucinatoire sont des idées mystiques, érotiques, de persécution, de viol, de fausse grossesse, d'empoisonnement, des hallucinations contemplatives, extatiques, professionnelles, zoopsiques, terrifiantes, génitales.

Ces accès sont habituellement passagers, comme tous les accès de psychoses toxiques, et ils disparaissent au bout de quelques jours ou de quelques semaines. Ce n'est donc que dans quelques cas rares qu'ils se prolongent, susceptibles alors de verser dans un délire chronique plus ou moins faussement systématisé.

OBSERVATION I

Des idées de persécution dans le goître exophtalmique (G. Ballet) (1)

A... est en proie à une constante inquiétude ; le sentiment qui le domine est celui d'une défiance perpétuelle à l'égard de tous ceux, connus ou inconnus, qui l'entourent ou qui l'approchent. Son attitude réservée, les difficultés qu'on éprouve à capter sa confiance et à obtenir des réponses aux questions qu'on lui adresse, laissent entrevoir bien vite, à l'approche de cet homme, le fond de méfiance qui est actuellement le trait dominant de son caractère. Lorsque, avec mille précautions, nous arrivons à obtenir que le malade nous renseigne sur les sentiments intimes qui l'agitent, sur les motifs de l'excessive réserve qu'il nous témoigne, A... finit par nous apprendre ce qui suit : Il est convaincu « qu'on lui en veut et qu'on le persécute » ; aussi, a-t-il horreur de la société ; il aime mieux se trouver seul, il lui est particulièrement pénible d'être au milieu des gens qu'il connait ; il préfère au contact des personnes qu'il a déjà vues plusieurs fois, celui de la grande foule inconnue au milieu de laquelle, sur le boulevard par exemple, il éprouve moins d'appréhensions. Encore dans cet isole-

(1) *In* Bull. Soc. méd. des Hôpitaux, 1890, p. 128.

ment relatif où il se complait n'est-il pas absolument tranquille. Souvent, au café, par exemple, il a cru remarquer qu'on parlait de lui ; ses voisins inconnus faisaient des gestes et évidemment s'occupaient de sa personne. Aussi, prenait-il rapidement sa consommation et se hâtait-il de quitter l'établissement. A l'hôpital, même chose se produit : A... se défie de ses compagnons de salle ; s'il se promène, c'est tout seul. Les malades et les infirmiers lui en veulent. Le besoin d'isolement que A... ressent si vivement est pour lui, depuis plusieurs mois, l'occasion d'une vie inquiète et bizarrement agitée. Est-il à Paris, il n'a qu'un désir, celui de regagner Béziers, son pays natal. Est-il à Béziers qu'il rêve aussitôt de rentrer à Paris. Ainsi s'expliquent les pérégrinations multiples et les nombreux voyages qu'A... a faits, dans l'espace de quelques mois, de Paris dans le département de l'Hérault, et de l'Hérault à Paris. C'est par surprise que nous l'avons amené à entrer à l'hôpital ; il ne rêve qu'une chose, en sortir pour regagner Béziers. Il nous avoue, du reste, que, aussitôt arrivé dans cette dernière ville, il se hâtera de la quitter pour Marseille, si par hasard il y rencontre quelqu'un de Paris.

Que ces sentiments étranges et ces bizarreries de conduite s'expliquent en partie par un fond de mélancolie dominant l'esprit du malade, la chose n'est pas douteuse. A... n'est cependant pas un mélancolique à proprement parler. Le mélancolique, en effet, à la différence du persécuté, trouve en lui-même la raison d'être de ses anxiétés et de ses malaises. Préoccupations hypocondriaques, idées de ruine ou de damnation, ce sont là les éléments constitutifs de tout état mélancolique nettement caractérisé et qu'on ne rencontre nullement chez notre malade. Qu'il éprouve un constant malaise intérieur, qu'il souffre vivement de cette hyperexcitabilité morbide, qui est l'accompagnement fréquent de la maladie de Basedow, la chose n'est pas douteuse, mais elle ne suffit pas, tant s'en faut, à expliquer les appréhensions morbides du malade.

A... n'est pas un mélancolique, mais bien un persécuté; c'est autour de lui, non en lui-même, que résident les agents de son anxiété. Il est aisé de s'en convaincre, car chez le malade, il n'y a pas seulement ces idées de persécutions vagues auxquelles nous avons fait précédemment allusion. A..., en effet, circonscrit son délire de persécution, et parmi les persécuteurs dont il a fait choix, il en est trois qu'il accuse plus particulièrement, c'est son père, résidant actuellement à Béziers; c'est notre collègue, M, Debove, dans le service duquel il était à l'hôpital Andral; c'est nous-même surtout qui, à différentes reprises, avons eu à le soigner.

Son père, de longue date, lui en veut; rien ne semble cependant légitimer une pareille hypothèse; le malade néanmoins s'y attache avec une certaine persistance.

Il est même allé jusqu'à se livrer sur son père à des tentatives de voies de fait; il y a quelques mois, au cours d'une petite discussion, il a braqué le canon d'un fusil sur ce dernier; à la suite de cet incident, il aurait même été sur le point d'être traduit en justice et aurait fait cinq jours de prison préventive à Béziers. Une ordonnance de non-lieu aurait été rendue après expertise médicale.

Quant à nous, A.... nous redoute et le déclare sans détour; il nous redoute « parce que nous le persécutons. » Lors de son dernier retour à Paris, se trouvant dans l'embarras et se rappelant que nous lui avions porté intérêt, il est venu à l'Hôtel-Dieu nous demander des bons de médicaments et de douches; nous les lui avons remis en lui assignant rendez-vous pour une date ultérieure. A... n'est venu nous trouver que fort longtemps après la date convenue, et lorsque nous lui demandons la raison de ce retard, il nous raconte ce qui suit : « Ayant besoin de vous, je suis souvent venu pour vous voir, jusqu'à la porte de l'hôpital ; mais arrivé, je n'osais pas entrer, j'avais peur de vous voir, d'être encore persécuté par vous et je m'en retournais. Il a fallu que vous me rencontriez à la porte pour que je me sois décidé à en franchir le seuil »

Chaque fois que j'approche du malade, à son attitude, à l'expression de sa physionomie, à ses premières réponses, je constate bien vite que ma présence lui est souverainement désagréable. Je n'obtiens des réponses de lui qu'à la condition de le questionner avec une longue insistance et une excessive douceur.

Les idées de persécution ne conduisent pas seulement les malades à manifester leurs sentiments d'hostilité vis-à-vis de leurs persécuteurs imaginaires, elles ont pour conséquence logique des actes ou des tentatives d'actes répréhensibles ou nuisibles ; elles mènent souvent le persécuté aux voies de fait, trop souvent jusqu'à l'homicide. Ç'a été le cas de A..., et nous avons rapporté plus haut la tentative dont il s'est rendu coupable sur son père. Le suicide est plus exceptionnellement l'aboutissant des idées de persécution ; la chose a lieu pourtant dans quelques cas, et A..., à différentes reprises, parait avoir tenté de se suicider ; il a voulu s'empoisonner, et aurait pris, dans ce but, en une seule dose, 30 centigrammes de morphine ; une autre fois, il a essayé de se pendre : « tout le monde l'accablait » ; il est alors allé dans le cabinet d'aisances et il allait se passer la corde au cou, lorsque, par un heureux hasard, on est venu le déranger. Plusieurs fois, en passant près de la Seine, il aurait sérieusement songé à s'y jeter, sans toutefois avoir eu le courage de réaliser ce fâcheux projet. Chez ce malade, on se convainc bien vite que les hallucinations ont joué le rôle capital dans le genèse des idées morbides. Si A..., notamment, se considère comme notre victime, c'est que, sans cesse, durant la nuit et fréquemment le jour, en dehors de l'hôpital, à Béziers comme à Paris, il nous voit en imagination ; nous lui apparaissons très distinctement, nous sommes en général revêtu du tablier d'hôpital ; nous adressons la parole au malade qui, à la vérité, ne distingue pas parfaitement ce que nous lui disons et n'entend qu'un murmure sourd et indistinct. A... a d'abord raisonné son hallucination, il s'est demandé s'il n'était pas le jouet d'une vision. Mais la sensation fausse s'est produite si souvent, qu'il a dû se convaincre à la fin, qu'en dépit de l'invraisemblance nous étions bien réellement présent devant lui : « Je vous vois et je vous entends, nous dit-il, c'est tout ce que je puis vous répondre ; je suis persuadé que je suis constamment poursuivi par vous et que vous me parlez ; j'entends un bruit dans les oreilles qui ressemble à votre voix ; j'ai éprouvé cela même à Béziers. » On conçoit qu'ainsi harcelé sans cesse par notre image, A... en soit arrivé à souffrir de notre présence obsédante et à se convaincre que nous cherchions tout au moins à le taquiner et à l'ennuyer. D'ailleurs, ce n'est pas nous seulement qu'il aperçoit dans ses visions ; il voit aussi souvent M. Debove, puis son père qui lui fait des gestes de menace, et s'il nous tient tous les trois pour ses persécuteurs principaux, c'est sans doute parce que, dans ses hallucinations, nous tenons la place principale. La place principale, mais non l'unique, car A... voit aussi souvent un de ses oncles, actuellement mort; il voit les juges qu'il a eus réellement sous les yeux au Palais de Justice à Paris, dont il a été durant sa vie oisive un hôte assidu ; il voit des gendarmes et entend le cliquetis de leur sabre. L'hallucination auditive vient, en effet, se joindre à l'hallucination visuelle. A..., notamment, a particulièrement en grippe un malade de la salle « qui lui parle à l'oreille ». Il parait même avoir eu à plusieurs reprises des hallucinations olfactives ; deux fois, A... a senti au pied de son lit « comme une chose purulente ».

Comme il arrive souvent chez les aliénés, les rêves chez le malade interviennent pour favoriser l'éclosion de l'hallucination. A... a de fréquents cauchemars au cours desquels apparaissent les visions les plus variées et fréquemment ces visions persistent et s'éternisent plus ou moins après le réveil. « Cette nuit, nous dit-il, j'ai eu un cauchemar terrible ; j'ai vu deux hommes noirs et pendant plus d'une heure après mon réveil j'ai continué à voir ces mêmes hommes. »

Les symptômes sur lesquels nous venons de nous arrêter sont suffisamment nets pour que nous soyions en droit de conclure, d'une part, que le malade est en proie à des idées de persécution, d'autre part, que ces idées de persécution dérivent des hallucinations multiples et variées dont le malade est le jouet.

OBSERVATION II

(Dr Arnaud, maison de santé de Vanves. *In* thèse Boéteau, Paris, 1892).

Délire chronique et maladie de Basedow.

Mme V. M..., 47 ans, sans profession, entrée à Vanves, août 1890, morte de syncope cardiaque, février 1892.

Hérédité. — Oncle paternel hypocondriaque s'est suicidé. Deux filles névropathes manifestement, ayant déliré sous l'influence de leur mère.

Antécédents personnels. — De 30 à 35 ans, goître exophtalmique ; a, d'ailleurs, les globes oculaires encore un peu saillants. Plusieurs crises de rhumatisme. Rien d'appréciable au cœur ; très intelligente. Douze ans environ avant son entrée, s'est aperçue qu'on s'occupait d'elle avec malveillance. Allusions blessantes en paroles et en gestes pour elle et pour ses filles. Plus tard on les aurait injuriées... actrices, cocottes, vaches. Elles ne pouvaient plus sortir sans être exposées à toutes sortes d'insultes et d'avanies.

Tout cela était l'œuvre des anarchistes et des francs-maçons, conduits par une personne qu'elle nomme.

On les hypnotisait, on les magnétisait de façon à les rendre très malades.

A son entrée, on constate des hallucinations de l'ouïe

très rares, des hallucinations psychiques très fréquentes; on dirige sa pensée par l'électricité, on lui « envoie des courants d'idées » ; elle accuse toujours les anarchistes et M. R...

Interprétations délirantes innombrables. En août 1891, manifeste des idées de grandeur, parle d'un secret d'Etat, de sa mission. Tout cela à demi-mot avec des réticences, tandis qu'elle est très expansive sur les idées de persécution, toujours très actives. Octobre 1891, parle plus volontiers de sa mission qui consisterait à sauver la France des anarchistes et de la Révolution. Idées de persécution extrêmement développées qui produisent des paroxysmes d'excitation; même état jusqu'à la mort, survenue subitement en février 1892.

OBSERVATION III

Goitre exophtalmique. — Hérédité. — Délire multiple : mystique, hypocondriaque, hallucinations. — Neurasthénie (1).

A. B..., âgée de 46 ans, célibataire. Nombreuses tares héréditaires ; père alcoolique ; mère, très nerveuse ; grand-père buveur, mort, à la Charité, d'alcoolisme ; grand'mère morte dans la démence, six ans après une attaque, ayant eu pour conséquence la perte du langage articulé ; sœur anémique et très faible.

Ayant été abandonnée par son amant, après avoir mis au monde un fils, elle dit avoir perdu la raison ; elle voyait une montagne et un ange sur son sommet qui lui faisait signe ; elle voulait se suicider et on l'a transportée à la Charité, d'où, du reste, elle est sortie après quatre jours, les médecins ayant conclu à une simulation. Elle reprit la vie commune avec son amant et donna encore naissance à deux fils.

La mort de son mari et d'autres soucis de famille font apparaître les symptômes de la maladie de Basedow.

Traitement par l'électricité et amélioration notable de l'état général, l'état physique restant à peu près le même.

---

(1) Bœdeker : Contribution à l'étude de la folie dans la maladie de Basedow. *In* Charité, *Annales*, 1889.

Six ans après, aggravation surtout des palpitations et de la faiblesse, améliorées encore par le traitement électrique.

Quelques temps après, son fils aîné présente les symptômes de la folie des grandeurs, ce qui produit une aggravation des palpitations cardiaques.

Elle dit qu'elle a été elle-même un peu « frappée » au début et qu'elle a surmonté cette attaque dans l'intérêt de son fils.

La guérison de son fils produit aussi un effet salutaire sur elle.

Elle voit partout des animaux laids et noirs; cet état s'aggrave encore après une tentative de suicide de son fils.

Diminution considérable de la mémoire, inaptitude au travail, céphalalgie, rachialgie, dyspepsie, grande anxiété.

Etat actuel. — Symptômes ordinaires de la maladie de Basedow.

Etat psychique. — Elle est apathique et regarde toujours devant elle, donnant pour causes des hallucinations qui l'ont rendue méfiante.

Elle s'accuse de tous les méfaits qui lui arrivent; faiblesse morale extrême, elle est désespérée.

Pas d'hallucinations dans les derniers jours.

Les réponses sont lentes, elle est taciturne.

Cet état reste le même dans la suite, elle se plaint d'anxiété et d'excitation inexplicable; figure pâle et défaite.

Sur sa demande, elle quitte l'hôpital pour y rentrer trois mois après, cette fois dans la division des aliénés.

Le certificat d'admission porte : grande excitation, accès furieux (la veille elle se promenait nue et voulait se jeter par la fenêtre).

État actuel. — État de nutrition déplorable, goitre, pouls irrégulier. Elle est assise la tête baissée, le visage anxieux ; elle répond à voix basse ; elle se dit malade seulement du corps, c'est par erreur qu'elle se trouve dans la division des aliénées, elle entend des voix qui disent d'elle des choses désobligeantes.

Ils lui parlent de l'amour de O... pour elle, c'est pour lui qu'elle a teint ses cheveux en gris (ses cheveux ont en effet cette couleur).

Elle ne se rappelle rien de ce qui s'est passé la veille de son entrée.

Deux mois après, amélioration de son état ; elle répond bien aux questions, déclare ne rien se rappeler de la période récente de sa maladie et demande à quitter l'hôpital.

Elle revient quelques jours après et ne présente dans la suite aucun phénomène psychique. Quelques-uns des symptômes de la maladie de Basedow ont disparu.

OBSERVATION IV

Goître exophtalmique, absence d'hystérie et de troubles psychiques antérieurs au goître. — Délire de persécution passager, tentative de suicide. — Retour complet à l'intégrité des opérations cérébrales coïncidant avec une amélioration progressive des symptômes de la maladie de Basedow (1).

A. V..., 57 ans, entre à l'hospice du Perron le 24 septembre 1885, n° 9, salle Paul Jouve. C'est une fille dont la santé a toujours été délicate, née d'un père phtisique mort à trente-trois ans, et d'une mère, morte à soixante-quinze ans, dont le caractère était simplement nerveux et un peu impressionnable.

Mais, enquête faite, on n'a point constaté de maladies nerveuses proprement dites, ni d'affections cérébrales chez les ascendants de cette malade. Elle a été réglée à quinze ans, régulièrement depuis. Elle était sujette pendant sa jeunesse à des névralgies et s'enrhumait fréquemment. Elle n'a jamais été chlorotique et n'a pas d'attaques de nerfs. La ménopause est arrivée à quarante-cinq ans, sans s'accompagner d'aucun accident digne d'être noté. Mais à peu près à cette même époque, A. V... éprouve de nombreuses difficultés d'existence et

(1) Renaut : *Société médic. des Hôpitaux*, 28 mars 1890.

des chagrins de toutes sortes ; elle est prise alors d'hémoptysies types, qui se renouvellent quatre fois dans l'espace de quelques semaines. Alors son cou, qui avait commencé à grossir dès 1877, devient rapidement de plus en plus volumineux. En même temps, il se produisit des palpitations, des accès d'oppression, des névralgies rebelles, une sensation perpétuelle de chaleur intérieure, et enfin de l'exorbitisme dont elle ne peut préciser le début, mais qui, en 1884, était devenu très net ; de façon que, dès son entrée dans le service de M. le Professeur Renaut, à l'hôpital de la Croix-Rousse, le diagnostic de maladies de Graves type fut posé d'emblée.

La malade, couchée au n° 20 de la salle Sainte-Blandine, y fit un long séjour, sans rien présenter d'abord de particulier au point de vue du système nerveux. Puis, brusquement, elle devient sombre, craintive, se cachant contre son oreiller dès qu'on la voulait interroger. On recherche alors soigneusement les raisons de ce changement ; on constate positivement l'absence de tout stigmate suspect au point de vue de l'hystérie.

Au bout de quelques jours, la malade réclame son exeat sous prétexte qu'on lui en veut dans la salle, que les malades et les sœurs la regardent de travers, etc. Elle finit par obtenir sa sortie, et le même jour, elle se jette au Rhône d'où elle est, du reste, immédiatement retirée par des bateliers riverains.

Depuis lors, cette femme cache très soigneusement sa tentative de suicide dont elle a la plus grande honte. On parvient néanmoins à savoir qu'elle avait agi sous l'influence d'une impulsion irrésistible à en finir avec la vie, les chagrins lui ayant paru subitement insurmontables et interminables. Elle a parfaitement conscience que cette manière de voir était illusoire. D'ailleurs, aussitôt après sa tentative de suicide, elle a cessé d'entendre des voix et de songer exclusivement à ses ennuis et à ses chagrins.

Dès son entrée au Perron, en 1885, sa cérébration était devenue parfaite. Elle est simplement tourmentée par ses anciennes névralgies, siégeant tantôt à la face, tantôt sur les nerfs intercostaux ou sur ceux des membres ; ce sont des névralgies vagues, sans points de Valleix bien déterminés. En somme, cette malade est la moins anxieuse et la moins bizarre des trois malades atteintes de maladie de Basedow, qui sont actuellement dans le service. Au point de vue du syndrome de Graves, l'état de A. V... était le suivant en janvier 1889 :

Goître. — Au cou, goître bien développé, surtout à gauche, donnant à la palpation la sensation d'une masse molle, dépressible. A l'inspection, on voit des battements isochromes à la pulsation cardiaque, qui ne sont pas communiqués par les carotides (lesquelles battent fortement, surtout à droite), pas de Thrill. A l'auscultation, pas de souffle ni continu, ni discontinu ; mais l'on entend, d'une façon très nette, la propagation du bruit du cœur.

Ce goître gêne la malade, surtout dans la marche, la course, les travaux pénibles, au point de lui causer parfois des accès de suffocation peu intenses toutefois. Elle remarque que, de temps en temps, la voix devient rauque sans motif apparent et sans rhume existant.

Exorbitisme. — L'exophtalmie est très prononcée, bilatérale, la paupière supérieure semble un peu paresseuse dans ses mouvements sur le globe. Pas de troubles fonctionnels, d'ailleurs, du côté de la vue, qui est bonne. Il n'y a pas de souffle oculaire.

Au cœur, pas d'hypertrophie, souffle systolique médio-cardiaque doux. Pulsation cardiaque intense, surajoutant un choc au départ aux bruits normaux du cœur et créant un rythme de galop. La tachycardie est cependant peu intense.

Tremblement. — Le tremblement, qui manquait absolument au début et dans les premières années de la maladie, commence à apparaître et il est encore peu accusé; on trouve quelques oscillations aux doigts, qui de prime abord pourraient être mises sur le compte de l'émotion. Mais la malade affirme que de temps à autre, et sans cause appréciable, ce tremblement s'exagère au point de la gêner dans son travail de couturière.

Phénomènes nerveux accessoires. — L'état nerveux général est toujours peu développé, sauf les névralgies qui reviennent fréquemment. Dans leurs intervalles, la malade est calme. Le système entier des vasomoteurs de la face est légèrement parésié. Le teint du visage et du cou est coloré, ce qui n'existait pas avant la maladie de Graves, affirme la malade. La rougeur habituelle existe aussi aux mains et aux pieds. Partout où elle existe, la patiente ressent une sensation de chaleur extrêmement marquée et qui la tourmente. En dehors de là, pas de troubles trophiques, ni d'œdèmes, ni d'éruptions figurées à la peau. Les urines ne contiennent ni sucre, ni albumine. (Note prise en janvier 1889 par M. Philippe, interne du service.)

Février 1890.— Même état atténué dans son ensemble. L'exophtalmie, en particulier, a paru rétrograder. Aucun trouble mental, ni aucun stigmate hystérique ne peuvent être relevés.

OBSERVATION V

Goître exophtalmique ; stigmates neurasthéniques : pas d'hystérie. — Mort par cachexie. — Autopsie et examen histologique (1).

La nommée Louise Go..., âgée de 22 ans, entre, le 4 août 1891, à Beaujon, salle Vulpian, n° 4 *bis*, dans le service de M. le docteur Gombault.

Antécédents héréditaires. — Père mort tuberculeux à 36 ans, mère très nerveuse, morte à 50 ans d'une maladie de cœur ; cinq enfants bien portants.

Antécédents personnels. — A part une attaque de rhumatisme à 18 ans, Go... a toujours été très bien portante.

C'était une femme vive et vigoureuse jusqu'au moment où la maladie dont elle souffre l'a désemparée et réduite à l'état misérable que nous allons voir.

Il y a six mois, sans cause connue, elle s'aperçut un matin que ses yeux sortaient de leur orbite d'une façon effrayante ; dans l'espace de six semaines les palpitations étaient devenues très fréquentes, avec vibrations des artères radiales en même temps que des carotides ; le cou était grossi.

---

(1) Observation de M. Gimbault, *France médicale* (*in*-thèse Pilet-Jouet).

État actuel. — 8 août 1891. L'état général de la malade est profondément altéré, émaciation teinte jaune paille très accentuée et généralisée; sur les bras, sur les épaules plaques de vitiligo; tremblement nerveux généralisé et à oscillation très rapide, bouffées de chaleur, accès de suffocation, état d'anxiété extrême, épistaxis et métrorrhagies répétées; fièvre, cachexie profonde.

Au point de vue nerveux et dès l'origine de la maladie, dépression mentale; idées sombres, sentiment d'impuissance, elle n'a plus de volonté. Elle était autrefois courageuse, active, gagnant bien sa vie; elle s'est sentie, dès les prodrômes du goitre, devenir triste, faible, molle, sans énergie.

Dès la première semaine, alors que les symptômes du goitre n'étaient encore qu'esquissés, elle ne pouvait même plus penser à ses préoccupations sans que la tête « lui tournât », comme elle disait; elle dut même s'aliter pendant quinze jours; les douleurs, sous l'influence du repos, semblant avoir rétrocédé, elle essaya de retourner à son travail; mais une grande faiblesse, une lassitude extrême l'obligeaient, après quelques efforts, à renoncer à ses occupations habituelles.

Tous les symptômes neurasthéniques qui, jusque-là n'étaient encore qu'esquissés, empirèrent rapidement pour persister jusqu'à la fin.

Aujourd'hui, le symptôme prédominant est l'affaiblissement remarquable de la force musculaire; lorsqu'elle se tient debout ou à peine a-t-elle fait quelques pas, qu'elle ne peut plus faire mouvoir ses jambes. Au moindre effort, elle accuse une grande souffrance. Il me semble qu'on m'a cassé bras et jambes, dit-elle, que l'on m'a rouée de coups. Pseudo-paraplégie sans troubles constants de la sensibilité.

Au dynamomètre, la main droite donne 20 seulement et la main gauche un peu moins.

Le sommeil est agité par des rêves effrayants, et plus souvent encore, il y a de l'insomnie.

La malade a perdu l'appétit, elle accuse des troubles digestifs particuliers; la période de la digestion gastrique est devenu pénible, laborieuse; elle s'accompagne de pesanteurs, de renvois gazeux, d'aigreurs.

Ainsi, de par les symptômes précédents, voilà donc notre sujet entré dans la neurasthénie, quant aux symptômes fondamentaux, essentiels, ceux que M. le professeur Charcot a créés sous le nom de stigmates de la neurasthénie, et ils sont restés très marqués jusqu'à la période terminale. Le plus carastéristique, que nous notons, est la céphalée avec ses caractères spéciaux.

C'est une sensation de pesanteur vaguement répandue sur le crâne tout entier, avec foyers d'irradiation au niveau des régions frontale et occipitale.

Si l'on analyse de plus près cette sensation pénible, dont la production est en apparence spontanée, on constate qu'elle n'est jamais extrêmement intense, lancinante, mais sourde, obscure, profonde; la malade la compare à la sensation que donnerait un casque lourd et trop étroit; Go... accuse des craquements à la nuque lorsqu'elle tourne la tête à droite ou à gauche.

Un autre phénomène dominant et que l'on ne saurait séparer de la manifestation morbide précédente, c'est une gène pénible et même extrêmement intense qu'elle ressent dans la région sacrée, « au niveau des reins », selon l'expression même de la malade, et qui communique à toutes les articulations vertébrales une raideur comparable à celle que présente une articulation touchée par le rhumatisme. Cette sensation d'un poids douloureux ou, pour l'appeler par le nom que lui a donné M. Charcot, cette plaque sacrée s'exagère sous l'influence de la moindre fatigue des membres inférieurs.

Les troubles intellectuels consistent dans une dépression qui se dessine de plus en plus sous l'influence des progrès du goitre.

La tristesse, le désespoir, les idées de suicide, deviennent les pensées exclusives de son cerveau ; toute activité physique est abolie ; sentiment d'impuissance absolue avec accès d'impulsion au suicide.

Les sens sont aussi atteints, et c'est surtout dans le domaine de la vue que se manifestent ces perturbations sensorielles qui ne consistent, du reste, qu'en troubles élémentaires. Parfois, ce sont des scotomes scintillants, le plus souvent la malade voit une multitude de points lumineux qui se groupent en combinaisons multiples.

Le plus souvent ils prennent la forme de gerbes d'or, d'argent ou bien présentent les couleurs les plus variées et les plus vives, c'est comme un bouquet de feu d'artifices, dit-elle. Il s'agit d'hallucinations si nettes, si précises, qu'automatiquement la malade porte les mains à la figure, obéissant à la crainte irréfléchie que ces gerbes de feu ne lui tombent dans les yeux.

Une loi générale bien connue en aberration mentale régit, du reste, ces hallucinations, c'est que leur maximum de fréquence a lieu le matin et le soir.

Cette remarque se vérifie ici pour ces troubles subjectifs, qui ne datent du reste que du jour où les symptômes neurasthéniques ont commencé à s'accentuer, amblyopie transitoire survenant par accès.

L'examen ophtalmoscopique n'a permis de constater aucune lésion.

Hallucinations élémentaires de l'ouïe (bruits, bourdonnements, etc.).

Aucun autre trouble de la sensibilité spéciale, pas de rétrécissement du champ visuel en particulier ; pas de troubles de la sensibilité générale, rien qui rappelle les attaques ou leur équivalent; il n'y a donc aucune association de symptômes hystériques.

Cette observation est donc en réalité un exemple de neurasthémie, pure de toute complication hystérique et combinée aux symptômes du goitre.

Ces deux ordres de symptômes ont présenté une marche aggravante; un mois environ après son entrée à l'hôpital et six mois après le début du goitre, G... succombait aux progrès de la cachexie basedowienne.

Autopsie. — 27 septembre 1891. Cœur gras, surchage graisseusse, parois flasques avec pli longitudinal interventriculaire, par suite de la distension de ses parois sous l'influence de l'excès de contraction. Péricardite récente au niveau de l'oreillette et de l'auricule droites avec quelques taches ecchymotiques assez rapprochées.

Myocarde. — Teinte pâle, il est tacheté, a l'aspect du foie muscade.

La mitrale parait élargie (admet 3 doigts); peut-être y avait-il insuffisance par dilatation; piliers normaux, toutes les valvules sont souples, normales. Rien du côté de l'aorte.

Foie. — Hypertrophié, pâle, décoloré; surface de section jaune avec pointillé rouge qui correspond au centre des cellules hépathiques; la substance hépatique se laisse facilement pénétrer par l'ongle. Quelques traces de périhépatie, la capsule se laisse enlever avec assez de difficulté.

Vésicule biliaire petite, contient une grande quantité de bile brune visqueuse; pas de calculs.

Reins. — Légèrement hypertrophiés, pâles, se décortiquent facilement; confusion de teintes des deux substances, consistance assez ferme.

Poumons. — Etat emphysémateux de la face antérieure des deux poumons; à la partie déclive et des deux côtés, congestion avec œdème.

Rate. — Petite, ferme.

Cerveau. — Mou, pâteux, infection de la pie-mère sur toute la surface des hémisphères, plus particulièrement au niveau de leur extrémité postérieure, avec aspect laiteux généralisé.

Suffusion sanguine du côté droit au niveau de la partie supérieure de la circonvolution frontale ascendante et du lobule paracentral. La pie-mère s'enlève facilement.

A la coupe, pas d'état sablé; absolument rien, si ce n'est que l'infection de la pie-mère semble se continuer en certains points dans l'épaisseur de la substance grise des circonvolutions. Cervelet et bulbe normaux.

Sur les pneumogastriques, dans leur portion cervicale, rampent de petits vaisseaux injectés très apparents.

Corps thyroïde. — De gros vaisseaux rampent à la surface du goitre, prédominance du lobe gauche sur le droit; le goitre a un volume moyen, comprime forte ment la trachée, consistance assez ferme, résiste à la coupe ne présente sur la surface sectionnée aucune cavité, a l'aspect macroscopique d'un goitre fibro-vasculaire.

Organes génitaux normaux.

EXAMEN HISTOLOGIQUE : Nous avons pratiqué des coupes histologiques nombreuses au niveau des circonvolutions cérébrales, du bulbe, des nerfs pneumogastriques ; après durcissement et coloration, nous n'avons observé aucune modification dans ces divers organes, excepté un état d'hyperhémie bien marqué et généralisé.

Les cellules et les tubes nerveux étaient normaux. Les seules altérations microscopiques que nous ayons observées affectaient le foie et le cœur.

Foie. — A l'examen histologique, on constate une dégénérescence graisseuse souvent considérable du parenchyme hépatique. Souvent, celle-ci est généralisée à tout un lobule dont pas une seule cellule n'est pour ainsi dire indemne. Dans toutes, on voit de larges gouttelettes de graisse qui les distendent.

Dans d'autres lobules, on trouve, autour de la veine sushépatique, deux ou trois rangées de cellules qui ont une teinte plus foncée que les précédentes et qui ne sont pas dégénérées.

Dans certains lobules, la périphérie seule est en transformation graisseuse (foie interverti).

Quels que soient les lobules ou les régions des lobules où on l'observe, cette dégénérescence a partout les mêmes caractères, parfaitement classiques d'ailleurs.

On voit de grosses gouttes au nombre d'une seule ou

de plusieurs, transformant la cellule hépatique en une vésicule adipeuse.

Les capillaires lobulaires sont un peu dilatés et contiennent des globules rouges bien visibles; souvent les espaces qui séparent les trabicules ou les cellules, disjoints à la périphérie, sont même augmentés de volume.

Pas de sclérose.

Cœur. — Beaucoup de fibres ont une striation peu marquée, et l'on voit alors une infiltration diffuse de fines granulations graisseuses remplaçant la striation normale; autour des noyaux, aux extrémités polaires, des granulations graisseuses, nombreuses et plus grosses.

D'autres fibres sont presque détruites, les vaisseaux sont dilatés et gorgés de sang.

Pas de sclérose nettement appréciable.

Sur quelques points, il y a des fibres en dégénerescence fibreuse, fragments en gros blocs.

Il importe de faire remarquer que cette dégénérescence n'était consécutive ni à une affection pulmonaire, ni à une maladie organique du cœur, ni à une affection de l'intestin, ni à aucune maladie générale, ni à l'acoolisme. La seule signification nosologique qu'on puisse reconnaitre est que ce trouble nutritif est consécutif à la maladie de Basedow, soit directement, soit par suite de l'état de cachexie profonde dans lequel était tombée la malade. On pourrait, dans ce cas, invoquer l'action des toxines élaborées par le corps thyroïde ou bien encore l'influence microbienne que certains auteurs ont signalée dernièrement dans la maladie de Basedow.

Nous avons tenu à signaler cette altération qui n'a pas

encore été indiquée par les auteurs qui se sont occupés de l'anatomie pathologique de goitre exophtalmique et qui ne notent du côté du foie que quelques vagues modifications et tout à fait incidemment.

Evolution et pathogénie des troubles psychiques dans la maladie de Basedow.

On peut diviser les observations en deux groupes :

1° Avant l'apparition de la maladie de Basedow il existait des troubles psychiques, et c'est là la grande majorité des cas ;

2° Les troubles psychiques n'ont apparu qu'au cours de la maladie de Basedow, cas relativement rares.

Dans l'un comme dans l'autre groupe, les troubles psychiques affectent des formes multiples qui nous expliquent la multiplicité des théories. Les uns admettent que le goître exophtalmique peut créer de toutes pièces des psychoses (Joffroy) ; les autres refusent à la maladie de Basedow cette propriété et estiment que « l'intervention d'une névrose ou d'une psycho-névrose concomitante est nécessaire au développement des troubles psychiques et que le goître exophtalmique n'intervient à son tour que pour imprimer à ces troubles un certain cachet et modifier leur évolution » (G. Ballet) ; d'autres enfin font jouer un rôle très important à la dégénérescence mentale (Raymond et Sérieux).

Il faut admettre, en résumé, qu'il existe dans l'apparition des troubles mentaux dans le goître exophtalmique :

1° Un rôle joué par la modification de la sécrétion thyroïdienne ;

2° Un rôle joué par la dégénérescence mentale.

A. — Rôle joué par l'hyperthyroïdie

Joffroy, Renaut, Jacques admettent que le goître exophtalmique « peut créer une aliénation mentale de toutes pièces, aliénation qui survient par le fait des troubles profonds de la nutrition que le goître entraîne avec lui, et cela, non seulement chez un prédisposé, mais chez des malades dont les antécédents héréditaires sont nuls. » (1).

Nous avons exposé, dès le début, le rôle de de l'hyperthyroïdation. De même que le myxœdème

---

(1) Jacques : Thèse, Montpellier, 1891,

est dû à un trouble du chimisme de l'organisme, de même, les psychoses thyroïdiennes sont, au moins, favorisées par l'intoxication résultant de l'hyperfonctionnement de la glande thyroïde. Ce qui le prouve, ce sont les faits de psychoses apparues chez des sujets normaux à la suite d'une ingestion exagérée de corps thyroïde (Boinet, Ferrarini). Cette influence de l'intoxication est telle que Régis a pu envisager presque toujours les troubles psychiques de la maladie de Basedow, comme symptomatiques d'une confusion mentale aiguë.

B. — Rôle joué par la dégénérescence mentale

Raymond et Sérieux ont fait remarquer que le goître exophtalmique est fréquemment associé, soit à l'hystérie, soit à la neurasthénie, soit à l'épilepsie. Or, nous savons le rôle prépondérant joué par la dégénérescence dans l'apparition de ces névroses.

Dans la maladie de Basedow, il est facile de mettre en évidence les tares héréditaires, les stigmates physiques, et l'état de déséquilibration mentale antérieur à l'affection thyroïdienne. D'ailleurs les obsessions, les impulsions. les phobies observées dans de nombreux cas de goîtres exophtalmiques sont des stigmates de dégénérescence mentale.

On peut donc conclure que « l'association de la maladie de Basedow avec la dégénérescence mentale n'est pas une coïncidence » et qu'elle s'explique par les tares héréditaires dont relèvent les deux ordres de faits (Raymond et Sérieux), mais il ne faut pas aller avec Raymond et Sérieux jusqu'à n'admettre que le rôle de la dégénérescence, car l'action de l'hyperthyroïdie, la fréquence de la confusion mentale nous obligent à admettre le rôle indiscutable de l'auto-intoxication.

CONCLUSIONS

1° Le goître exophtalmique peut et doit retentir sur l'état mental : d'une part, parce que son action sur le système nerveux est indiscutable surtout au point de vue fonctionnel, d'autre part parce que l'hyperthyroïdie est toxique pour l'organisme;

2° L'élément névrosique de la maladie de Basedow donne au malade un état mental caractéristique; l'élément toxique fait apparaître des troubles psychiques variés;

3° L'état mental de la majorité des basedowiens est caractérisé par une émotivité extrême, de l'inquiétude, de l'instabilité des idées et des actes, de l'insomnie, de l'onirisme, une impossibilité absolue de fixer l'attention, une diminution notable de la volonté. Ces symptômes psychiques s'accompagnent de symptômes somatiques d'ordre vaso-moteur, tels que : palpitations, étouffements, angoisse précordiale, bouffées de chaleur et de pâleur, crises de sueur et de diarrhée (Régis);

4° Les autres troubles psychique greffés sur cet état mental générique sont : soit simplement des syndromes épisodiques comme des obsessions, des impulsions, des phobies et de l'arithmomanie, de la coprolalie, de l'agoraphobie (Vigouroux); soit des psychoses mieux dessinées comme l'excitation maniaque ou la mélancolie;

5° L'excitation maniaque et la mélancolie peuvent se succéder chez le même sujet; le malade est tantôt agité et violent, tantôt inquiet et déprimé;

6° Les hallucinations sont extrêmement fréquentes (Rendu) et peuvent être le point de départ de délires divers : délire de persécution, délire de grandeur;

7° Ces alternatives de dépression et d'excitation, ces hallucinations, cet onirisme se trouvent dans la confusion mentale et l'on est en droit de conclure que les psychoses de la maladie de Basedow sont des psychoses d'intoxication se traduisant par de la confusion mentale dont les signes sont : du délire hallucinatoire à type onirique accentué, autour duquel peuvent apparaître des idées mystiques, érotiques, de persécution, d'empoisonnement, etc.;

8° Enfin la maladie de Basedow apparaît fréquemment chez des hystériques. Or, chez ces dernières, surtout les hystériques avec idées de tristesse, le goître exophtalmique se complique facilement de troubles mentaux appartenant à la fois à deux états morbides, à l'hystérie et à la maladie de Basedow, sans qu'on puisse rattacher la folie uniquement ni à l'hystérie ni à la maladie de Basedow. (Joffroy.);

9° Cette coexistence de l'hystérie et de la maladie de Basedow, la présence, au cours de cette maladie, d'autres névroses associées, de l'épilepsie, etc., les obsessions, les impulsions ont amené Raymond et Sérieux à admettre dans l'éclosion des troubles psychiques, au cours de la maladie de Basedow, l'action prépondérante de la dégénérescence mentale.

Imprimerie Ouvrière, rue Bayard, 53, Toulouse.

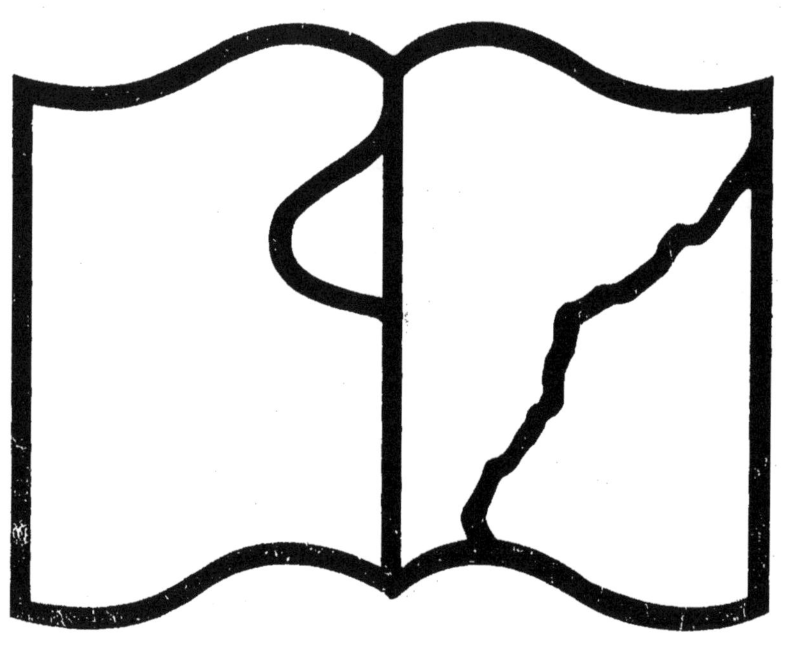

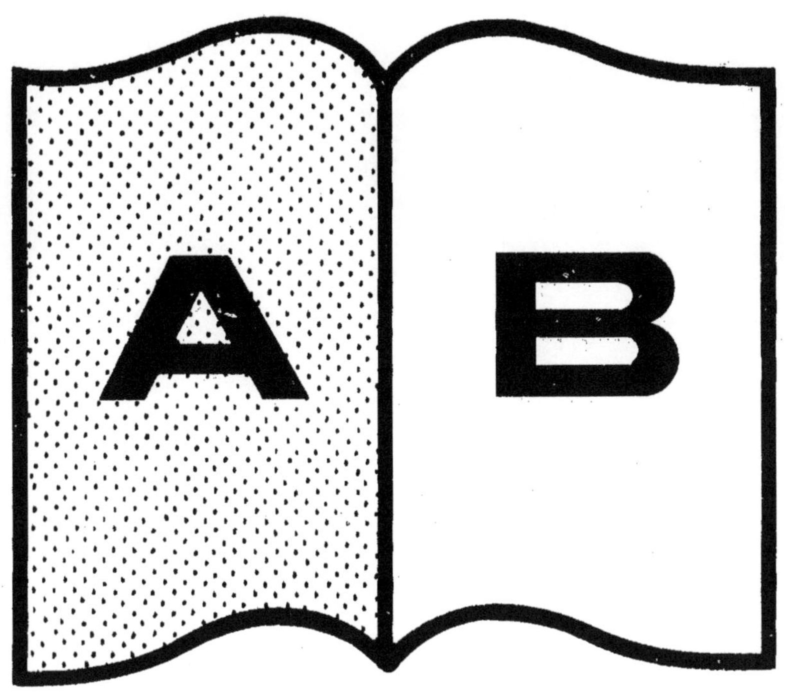

Contraste insuffisant

NF Z 43-120-14

www.ingramcontent.com/pod-product-compliance
Ingram Content Group UK Ltd.
Pitfield, Milton Keynes, MK11 3LW, UK
UKHW022133190726
13855UKWH00003B/1118

9 782012 863767